DOCTEUR ROSE BOREL

Licenciée ès-sciences

Ex-Interne des Hôpitaux de Grenoble

Contribution a l'Étude Clinique

de

L'ENCÉPHALITE LÉTHARGIQUE

CHEZ L'ENFANT

ET CHEZ LE NOURRISSON

GRENOBLE

IMPRIMERIE GUIRIMAND

56, Avenue Félix-Viallet

—

1920

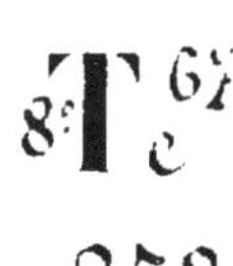

DOCTEUR ROSE BOREL

Licenciée ès-sciences

Ex-Interne des Hôpitaux de Grenoble

CONTRIBUTION A L'ÉTUDE CLINIQUE

DE

L'ENCÉPHALITE LÉTHARGIQUE

CHEZ L'ENFANT

ET CHEZ LE NOURRISSON

GRENOBLE

IMPRIMERIE GUIRIMAND

56, Avenue Félix-Viallet

—

1920

A MON PÈRE

A MA MÈRE

A MON PRÉSIDENT DE THÈSE
MONSIEUR LE PROFESSEUR MOURIQUAND
Professeur de Pathologie et Thérapeutiques générales

AUX MEMBRES DE MON JURY

A MONSIEUR LE DOCTEUR PERRIOL
Directeur de l'École de Médecine de Grenoble
Professeur de Clinique chirurgicale

A MES MAITRES DE L'ÉCOLE DE MÉDECINE
ET DES HOPITAUX DE GRENOBLE

MM. LES DOCTEURS : SAPPEY.

PORTE.

TERMIER.

DESCHAMPS.

DÉTOURBET.

TRAVERSIER.

Avant de commencer ce travail, nous tenons à adresser à Monsieur le Professeur Mouriquand, qui nous fait l'honneur de présider cette Thèse et qui nous en a inspiré le sujet, l'expression de nos respectueux remerciements. Nous n'oublierons pas la grande bienveillance qu'il nous a toujours témoigné au cours de nos études.

Nous remercions Monsieur le Docteur Perriol, directeur de l'Ecole de Médecine de Grenoble, du constant intérêt qu'il nous a toujours porté.

Monsieur le Docteur Porte, professeur de Clinique médicale à Grenoble, nous a guidée dès le début de nos études, il nous a toujours ouvert largement son service, qu'il nous permette de lui exprimer ici notre vive gratitude.

Nous voulons aussi remercier Monsieur le Docteur Pehu, médecin des Hôpitaux de Lyon, qui a bien voulu nous accorder l'autorisation de recueillir des observations dans son service.

INTRODUCTION

L'encéphalie léthargique a fait son apparition dans la littérature médicale pendant l'hiver 1916-1917. C'est Von Economo, de Vienne, qui en signala les premiers cas et il caractérisa cette affection par les trois grands symptômes : somnolence, paralysies oculaires, fièvre. Dans toutes les observations la somnolence étant signalée, on adopta pour désigner cette maladie qui paraissait nouvelle le terme d'encéphalite léthargique.

Peu de temps après, Netter décrivit et publia en France des cas analogues. A leur tour, des médecins anglais, des médecins américains signalèrent chez eux l'apparition de cette même maladie. Et enfin, en un laps de temps assez court, parurent en nombre relativement considérable, des observations de cette affection.

Les nombreux cas, publiés ces dernières années, concernent pour le plus grand nombre des adultes. Il nous a paru intéressant de publier des cas d'encéphalite léthargique chez l'enfant et chez le nourrisson qu'il nous a été possible d'observer, deux dans le service de M. le Professeur Mouriquand et un dans le service de M. le Docteur Porte de Grenoble.

A leur suite, nous ajouterons deux observations de M. le Docteur Peiru, deux cas présentés à la séance du 26 mars 1920 de la Société Médicale des Hôpitaux de Paris par M. le Docteur Comby, et un cas de M. le Docteur Armand de Mâcon.

Historique

Au moment de l'observation des premiers cas on fut tenté de croire qu'une maladie nouvelle était apparue. Mais il suffit de remonter aux années 1890-1891 pour retrouver mention d'une affection toute semblable ayant sévi avec un caractère d'épidémicité au cours de la grippe de cette époque, c'est la nona des auteurs italiens. Chez les enfants, la description de cette nona ressemble fort à celle de l'encéphalite léthargique actuelle; on y retrouve notamment le début rapide, les céphalés, l'état comateux et les convulsion cloniques.

L'épidémie de chorée électrique de Dubini de 1846 rappelle les observations récentes d'encéphalite aiguë myoclonique de Sicard.

Et en remontant l'histoire, c'est la « Schlafkrankheit » signalée en 1712 à Tubingue, c'est la chorea major du Moyen Age, et peut-être le Lethargus d'Hippocrate.

Il semble donc bien qu'il s'agisse de manifestations épidémiques très espacées qui peut-être peuvent se rattacher les unes aux autres par des cas sporadiques qui, actuellement, sont de plus en plus soupçonnés.

Il est assez remarquable de noter que la plupart des auteurs parlent presque exclusivement de cas observés chez l'adulte et gardent le silence vis-à-vis de l'enfant et du nourrisson. Peut-être est-ce simplement parce que chez l'enfant le complexus clinique est plus difficile à

démêler que chez l'adulte à cause de la grande fréquence des complications encéphaliques et méningées au
cours de toutes les pyrexies, des affections gastro-intes-
tinales.

Pourtant dès 1884 Strumpell parle d'une encéphalite
aiguë primitive de l'enfant, il émet l'hypothèse que cette
encéphalite serait peut-être une maladie spécifique et il
la rapproche de la poliomyélite aiguë. Mais son hypothèse fut abandonnée et l'encéphalite fut de nouveau
considérée comme uniquement secondaire à une toxi-
infection. Dans la suite, des auteurs signalèrent des cas
dans lesquels on ne put relever aucune infection primitive ; mais comme on notait en même temps une épidémie
de grippe ou de méningite cérébro-spinale on admettait
que ces affections devaient être incriminées, bien qu'on
n'en puisse relever aucun signe clinique.

En France, Guinon et Comby ont publié, il y a une
dizaine d'années, des cas d'encéphalite chez l'enfant dont
quelques-uns avec somnolence.

Enfin pendant les deux dernières années qui viennent
de s'écouler des auteurs anglais, des auteurs américains
ont chez eux signalé des cas.

C'est en 1918 Batten et Still qui décrivent un syndrome
qu'ils appellent « Stupeur épidémique des enfants ». Ils
publient quatre observations dont une concernant un
nourrisson de trois mois et demi ; tous ces enfants ont
eu de la somnolence, quelques troubles oculaires (strabisme, nystagmus), quelques secousses musculaires.
C'est encore Findlay qui en 1918 public trois observations d'encéphalite léthargique où se retrouvent les symptômes cardinaux : somnolence, paralysies oculaires,

fièvre ; et une autopsie vient confirmer le diagnostic d'encéphalite diffuse.

Les observations américaines sont plus complexes et il s'y mêle quelques symptômes relevant de la poliomyélite, de la polioencéphalite et la réaction méningée y semble parfois très intense.

Dans les premières observations d'encéphalite léthargique on trouve relatés comme symptômes cardinaux : l'hypersomnie, les paralysies oculaires, la fièvre, et le diagnostic est fait par ce trépied symptomatique. Dans des relations suivantes des signes d'excitation apparaissent ; ils surviennent au cours de la léthargie, ou lui précèdent ou lui succèdent, les paralysies oculaires manquent parfois, et Sicard, au début de cette année, décrivit une forme myoclonique sans léthargie, sans troubles oculaires. Les formes de transition sont suffisamment nombreuses pour permettre de ranger toutes ces manifestations sous la même appellation, et l'anatomie pathologique a donné raison à cette conception.

OBSERVATION I

Georges F..., 5 mois, entré le 19 janvier 1920 dans le service de M. le Professeur Mouriquand.

L'enfant est amené parce qu'il est somnolent et qu'il présente des petits mouvements convulsifs des mains et des avant-bras.

Il n'a jamais été malade jusqu'à présent. L'affection actuelle a débuté il y a deux jours. Il est né à terme, est nourri au sein.

La mère est bien portante, elle a eu onze enfants dont six sont vivants. Le père est en bonne santé.

A l'examen : enfant pâle, respiration irrégulière, légers mouvements de succion des lèvres.

On est surtout frappé par un état de torpeur sinon de somnolence véritable et surtout par des contractions musculaires, non spasmodiques, portant sur certains groupes musculaires ; c'est ainsi que d'une façon régulière, toutes les deux ou trois minutes environ, on voit la région abdomino-diaphragmatique se déprimer brusquement, puis se relâcher rapidement. Cette contraction est très courte et ne s'accompagne pas de hoquet.

En même temps qu'elle et obéissant au même rythme on voit naître des contractions musculaires portant sur les avant-bras et les mains et produisant des mouvements de pronation de la main et de flexion des doigts. La nuque est raide, ainsi que les membres inférieurs. Les réflexes rotuliens sont normaux. Le regard est un peu fixe, mais les yeux ne plafonnent pas. L'enfant ne crie pas mais semble souffrir. Pas de distension des fontanelles. Pas de raie méningitique.

Examen pulmonaire négatif. Cœur normal. L'enfant n'a pas vomi, il est constipé. Le ventre est normal. Le foie et la rate ne sont pas augmentés de volume.

20 janvier. — On fait une ponction lombaire qui donne un liquide très clair ne présentant pas une lymphocytose nette, il contient quelques globules rouges.

21 janvier. — Mêmes signes que les jours précédents, mais en plus on constate de l'inégalité pupillaire, pas de strabisme, ni de plafonnement.

On note aussi de la déformation du ventre en bateau.

23 janvier. — Hier au soir, la température est descendue, l'enfant s'est éveillé, la raideur de la nuque et la contracture des membres inférieurs ont cessé, mais la rétraction du ventre persiste.

L'enfant est toujours constipé.

26 janvier. — Une réascension thermique s'est faite. La contracture des muscles de la nuque a repris et a atteint une intensité qu'elle n'avait pas eue jusqu'à ce jour. Il existe un peu de contraction au niveau des membres inférieurs. Pas de tension de la grande fontanelle. L'examen pulmonaire révèle aujourd'hui un foyer de râles fins à la partie moyenne du poumon droit.

On refait une nouvelle ponction lombaire qui montre une lymphocytose moyenne (5 à 6 lymphocytes par champ), les mononucléaires sont de toutes dimensions.

Il n'y a pas de polynucléaires. La quantité d'albumine est moyenne, il y a des traces de sucre.

28 janvier. — La température est à 39° depuis trois jours. L'enfant présente à peu près les mêmes signes qu'au dernier examen. La contracture est toujours forte. Il y a un léger nystagmus.

L'examen pulmonaire ne révèle que des signes de grosse bronchite.

30 janvier. — Mêmes signes d'irritation méningée. Il n'y a aucun signe pulmonaire.

4 février. — La raideur est de plus en plus marquée aux bras, mais surtout aux jambes et au cou. La respiration devient rapide, l'inspiration difficile. Il semble qu'une contracture générale des muscles du cou et du thorax accompagne la contraction du diaphragme. La fontanelle est tendue.

L'amaigrissement et la pâleur sont de plus en plus marqués.

Au poumon gauche on trouve un foyer de râles humides et des gargouillements à la base.

5 février. — À sept heures du soir, on trouve un léger ptosis de la paupière supérieure gauche.

9 février. — L'état général est le même. Il y a une circulation complémentaire marquée de la tempe gauche.

10 février. — L'amaigrissement est très marqué, l'abattement est complet. Le nourrisson a un cri hydrencéphalique.

Il meurt dans la soirée.

L'autopsie est faite le 13 février.

Le cerveau présente une congestion généralisée et diffuse donnant une teinte hortensia.

A la coupe il y a un piqueté hémorragique de la substance blanche. En aucun endroit on ne note des granulations ou des plaques.

Au poumon : broncho-pneumonie pseudo-lobaire à la base gauche, à droite quelques noyaux disséminés.

Il n'y a rien aux autres organes. Le foie est de dimensions normales, il est congestif. La rate est normale.

A l'examen microscopique on trouve de la congestion des méninges, et de nombreuses petites cellules rondes autour des vaisseaux dilatés.

OBSERVATION II

Adèle J...., 12 ans, entrée le 24 janvier 1920, à la Charité, dans le service de M. le Professeur Mouriquand.

L'enfant est amenée dans la nuit pour crises délirantes et convulsions.

Le père paraît bien portant, la mère est éthylique et aurait eu des lésions spécifiques. Ils ont deux autres enfants en bonne santé. La petite malade est née avant terme à 7 mois, elle a été nourrie au sein, a fait ses premiers pas à un an. Elle n'est pas réglée.

A 5 ans, elle a eu la rougeole, à 11 ans la grippe. Elle était dans un pensionnat des environs de Lyon. En décembre, pendant une épidémie bénigne de grippe sévissant dans cet établissement, elle fut légèrement malade du 10 au 18 décembre 1919, sa température n'a jamais dépassé 38°7, elle ne présentai aucune complication.

Elle s'était parfaitement rétablie et avait repris ses classes. Depuis son entrée dans ce pensionnat elle était signalée comme une enfant en retard pour son âge, très nerveuse, s'affectant facilement ou riant sans mesure. La nuit elle avait fréquemment des cauchemars, se levait, discutait des devoirs faits en classe, invectivait des camarades.

Le jeudi 22 janvier, à 5 heures du soir, elle se plaint de maux de tête et se couche ; on lui prend sa température, pas de fièvre.

Le vendredi matin elle se lève, ne se plaignant de rien et va en classe à 8 heures. Jusqu'à 10 heures elle travaille, mais à ce moment elle est prise de grands mouvements désordonnés et l'institutrice doit la faire sortir de la classe. Elle se plaint à nouveau de céphalées et on la mène à l'infirmerie. A 10 heures la température est de 38°. A 18 heures de 37°9. A 21 heures, l'enfant qui avait été relativement calme, s'agite, se découvre ; on doit la maintenir au lit, elle interpelle des camarades au sujet d'un problème qu'elle n'a pu faire, parle de ses institutrices. L'agitation augmente ; on la baigne sans résultat, et, à 2 heures du matin, l'excitation étant excessive, on la transporte à la Charité où l'on parle à son entrée de chorée aiguë.

Pendant la journée du lendemain l'enfant est très agitée, fait des gestes violents, marche dans la salle, et parfois a l'air de s'intéresser à des choses certainement inconnues d'elle (feuilles de température). C'est surtout le soir que cette agitation se manifeste, c'est alors aussi que le délire est le plus intense, mais dans la journée quand on l'examine elle est assez calme.

L'examen à l'entrée, en dehors de ces phénomènes d'excitation, n'a rien révélé de bien spécial. Il n'y a pas de signes d'irritation méningée, pas d'exagération des réflexes, pas de Kernig, pas de vomissements à type cérébral, mais cependant elle est constipée. Aucune irrégularité ni du pouls, ni de la respiration. Aucun trouble oculaire.

L'examen des autres organes est entièrement négatif. On note cependant des fuliginosités sur les lèvres et les dents, la langue est un peu sèche, on ne trouve pas d'ulcérations des piliers du voile. Pas de taches rosées.

Foie et rate normaux.

27 janvier. — Depuis avant-hier le tableau clinique a changé du tout au tout ; autant la malade présentait des signes d'excitation cérébrale, autant aujourd'hui elle est abattue, prostrée. Elle ne dort cependant pas plus que normalement, elle n'est pas dans le coma. Elle ne se plaint de rien, si ce n'est de la tête, mais elle n'a pas de céphalées continuelles.

Quand on essaie d'examiner l'enfant on éprouve de sa part une résistance à laquelle on ne s'attendait pas, étant donné cet état de torpeur. A ce moment l'excitation reparait un peu, elle est à son comble au moment de la ponction lombaire qui donne un liquide clair, eau de roche, où l'analyse montre de l'albumine en quantité normale et aucune formule cytologique.

On ne note aujourd'hui aucun signe d'irritation méningée, pas de paralysie ni des membres, ni des muscles oculaires. Les pupilles réagissent normalement. Les réflexes rotuliens n'ont pu être trouvés (peut-être ébauchés à droite seulement).

L'examen pulmonaire ne révèle qu'une zone de submatité sur une hauteur d'une main à la base droite sans modifications respiratoires.

Cœur : bruits normaux.

Tube digestif : langue moins sèche mais fuliginosités, ulcérations des lèvres sans herpès. Pas de diarrhée, ni de tâches rosées.

Rate non perçue. Foie peut-être un peu gros.

28 janvier. — L'enfant est toujours obnubilée, à demi-somnolente et présente de temps en temps de petits mouvements des mains qui ne sont ni des convulsions, ni de la carphologie. Les idées sont sans suite, elle a du délire.

A noter sinon du ptosis, au moins de la chute des paupières comme si l'enfant avait sommeil et avait de la difficulté à tenir les yeux ouverts.

Dans la journée l'enfant reste pendant une heure éveillée, elle s'assied sur son lit et s'intéresse à ce qui se passe autour d'elle.

31 janvier. — L'enfant est toujours dans le même état de demi-sommeil dont on la tire assez facilement, mais dès qu'elle a répondu ses paupières se referment à nouveau. Le ptosis est à peu près complet, mais il n'y a pas d'autres paralysies oculaires. Aucun signe méningé. La température se maintient autour de 39° avec des oscillations de 1 degré.

1er février. — L'enfant s'est éveillée, elle s'est assise seule sur son lit, elle a mangé seule son petit déjeuner puis s'est recouchée, mais elle est restée éveillée toute la journée. Elle a répondu d'une voix moins éteinte aux questions posées ; dans la même soirée elle est retombée dans son demi-sommeil.

La température n'est pas tombée.

2 février. — Une ponction lombaire donne encore un liquide clair, eau de roche, mais avec une lymphocytose assez marquée.

3 février. — Après une élévation de température et une prostration plus marquée hier, on observe aujourd'hui une amélioration. La température est à 38°2. La malade est plus éveillée, le ptosis est moins marqué.

On note comme signes nouveaux : légère raideur de la nuque, signe de Kernig positif, réflexes rotuliens abolis. Signe de Babinski en extension net à gauche. La constipation persiste.

4 février. — L'amélioration se poursuit, on trouve la malade éveillée lorsqu'on entre dans son box ; elle parle, mange. Le Kernig persiste, le Babinski est peu net. Pas de réflexes rotuliens. Pas de nystagmus.

Les mouvements convulsifs ont à peu près disparu. On note un ralentissement progressif du pouls. Rien aux poumons. Foie et rate normaux.

5 février. — Les symptômes méningés s'atténuent. Au niveau de la nuque les mouvements d'extension et de latéralité sont très souples, il y a un peu de résistance à la flexion. Le Kernig n'est pas net. Le pouls est toujours ralenti.

Il y a beaucoup moins de somnolence. La malade reste assez longtemps éveillée même lorsqu'on n'est pas auprès d'elle.

Plus de mouvements convulsifs, plus de céphalalgie, pas de strabisme. Très légères secousses nystagniformes.

Ligne blanche de Sergent très nettement positive, principalement à la partie externe de la cuisse ; injection intraveineuse de 0 gr. 50 d'urotropine.

5 février. — Le soir, on note quelques mouvements de mâchonnement.

6 février. — Le signe de Kernig a tout à fait disparu, il n'y a plus de raideur de la nuque.

Injection intraveineuse de 1 gr. d'urotropine.

7 février. — La ponction lombaire donne un liquide clair sans hypertension.

12 février. — Un examen du fond d'œil est négatif, les réflexes pupillaires sont normaux.

Il y a une paralysie complète de l'accommodation, l'enfant ne peut lire le journal qu'avec les lorgnons de la sœur-mère, c'est-à-dire avec un sphérique de 2 à 3 D, remplaçant une accommodation absente.

13 février. — L'enfant est ce matin plus somnolente. Injection intraveineuse de 0,50 d'urotropine.

20 février. — L'amélioration de l'état général continue et la fièvre diminue lentement mais assez régulièrement. Il n'y a plus de raideur de la nuque, plus de Kernig. Le réflexe rotulien gauche est un peu exagéré, sans clonus, sans trépidation. Le signe Babinski en extension est surtout net à gauche, mais irrégulier.

Les réflexes olécrâniens, radiaux, cubitaux sont très exagérés des deux côtés, surtout à gauche.

24 février. — Ponction lombaire : liquide clair. On fait une injection intraveineuse de 0,50 centigr. d'urotropine.

25 février. — Le matin on note de l'inégalité pupillaire avec mydriase à gauche, les réflexes pupillaires sont normaux.

5 mars. — Ponction lombaire : le liquide sort en véritable jet et on retire 15 cc. environ. Ce liquide est parfaitement clair et à l'analyse on trouve un disque assez gros d'albumine, mais peu dense, des traces assez fortes de sucre, une lymphocytose marquée (lymphocytes 68 %, mononucléaires 28 %, polynucléaires 4. — Avant même que la ponction soit terminée la malade ressent de vives douleurs dans la tête et dans les jambes. On termine rapidement et on la couche la tête basse. Elle crie, s'agite, la face est rosée avec des plaquards rouges aux pommettes et au front. A 18 heures la malade est encore agitée, elle crie, a quelques secousses musculaires. Pas de vomissements. La température est remontée à 40°, le pouls est à 130.

7 mars. — La raideur persiste plus marquée. L'inégalité pupillaire est nette, les réflexes sont exagérés. On fait une injection intraveineuse d'un gramme d'urotropine.

8 mars. — La température dépasse 38°. Les traits de l'enfant se tirent, elle est plus abattue, elle présente par instant de la confusion mentale.

Injection interveineuse de un gramme d'urotropine.

11 mars. — Les réflexes sont exagérés. Il y a un peu de signe de Kernig, un peu de raideur de la nuque, le signe de Babinski est positif des deux côtés. Quelques secousses nystagniformes, de l'inégalité pupillaire. Le pouls est à 110, la température à 38°. Il n'y a plus de secousses musculaires, mais l'agitation persiste. L'état grave a été passager.

Elle a du délire et parle en répétant les derniers mots prononcés.

Les jours suivants l'écholalie est de plus en plus marquée, elle répète 10 à 20 fois les derniers mots prononcés ou ses fins de phrase.

Elle est agitée, son caractère est très instable. Il y a une légère parésie du droit interne à droite, la vue est très diminuée à droite.

17 mars. — Injection de 3/4 de cc. d'essence de thérébentine sous-cutanée.

20 mars. — Examen visuel : le strabisme divergent semble être le résultat de la paralysie de la convergence plutôt que de la paralysie d'un muscle externe en particulier. Paralysie de l'accommodation. Quelques secousses nystagniformes intermittentes. Acuité visuelle diminuée. Fond normal.

23 mars. — On incise son abcès de fixation, il en sort un grand verre de pus. L'analyse de ce pus montre des polynucléaires très abondants, quelques coccis, pas d'autres microbes.

30 mars. — L'amélioration est très nette depuis quelques jours. Si la température persiste aux environs de 38°, si l'exagération des réflexes est encore manifeste, surtout à gauche, on observe en revanche que la malade est plus éveillée, son ptosis diminue, son humeur est plus égale, ses troubles psychiques, qui n'ont jamais été très marqués, tendent à disparaître. Sa mémoire est bonne, sa conversation non dépourvue de bon sens, l'écholalie persiste mais diminue. La langue est meilleure, les dents et la bouche se nettoient et sont moins sèches.

Pas de Kernig, ni de raideur de la nuque. L'appétit est bon, la constipation persiste.

31 mars. — Injection intra-musculaire de sang citraté.

3 avril. — L'amélioration persiste. L'écholalie a presque disparue. L'enfant est toujours inquiète et un peu agitée. L'inégalité pupillaire persiste. La diurèse est très augmentée en rapport avec une ingestion abondante de liquides.

8 avril. — L'état général est meilleur. L'enfant se lève dans la journée et n'a ni vertiges, ni céphalalgie. Les troubles psychiques diminuent. La température est de 37°4. La diurèse toujours élevée : 3 l. 5 à 4 litres ; il y a des traces d'albumine. L'inégalité pupillaire et l'exagération des réflexes prédominant à gauche persistent.

9 avril. — Deuxième injection de sang citraté.

OBSERVATION III

Simone M..., 4 ans, entrée le 13 mars dans le service de M. le Docteur Porte.

L'enfant est amenée dans le service parce que depuis huit jours elle dort à peu près constamment.

Ses parents sont en bonne santé. La mère a six autres enfants tous vivants et bien portants, pas de fausse couche. La petite malade a une sœur jumelle, les deux enfants sont venues à terme et se sont élevées facilement.

Elle n'a jamais été malade jusqu'à présent. C'est une

enfant de constitution robuste, très bien développée ; elle était très turbulente, très nerveuse. Ses parents racontent que fréquemment en jouant elle présentait des secousses musculaires.

L'affection pour laquelle elle entre dans le service a débuté huit jours avant l'entrée. Le vendredi 5 mars 1920 elle a accusé de la douleur du côté de l'oreille gauche sans qu'on y ait remarqué aucun phénomène anormal. Le lendemain matin cette douleur d'oreille avait disparu ; vers 8 heures, aussitôt après avoir pris son petit déjeuner, elle s'est mise à dormir ; ses parents l'ont éveillée et l'on quand même envoyée à l'école où elle s'est endormie de nouveau : à midi, elle a mangé de bon appétit et le sommeil a succédé au repas. Réveil spontané vers 14 heures ; le reste de l'après-midi a été normal et ce jour-là la petite malade s'est couchée une heure plus tôt que d'habitude. Sa famille, interrogée au moment de son entrée, a déclaré qu'à ce moment-là elle ne paraissait pas avoir eu de fièvre.

Le lendemain, journée normale, sauf en ce que l'enfant a demandé à se coucher vers 4 heures de l'après-midi.

Deux jours après, les parents ont noté des secousses musculaires localisées aux avant-bras et aux jambes. A ce moment apparition de la fièvre, ne dépassant pas 38°, jusqu'à l'entrée à l'hôpital. L'enfant avait été purgée la veille parce que l'abdomen avait paru ballonné ; depuis il y a eu de la constipation jusqu'au jour de son entrée.

Depuis l'installation de la somnolence, l'enfant urine assez fréquemment au lit, mais c'est une petite fille de 4 ans à qui cet accident arrivait parfois.

Examen : A l'entrée dans le service (13 mars 1920), la

2

malade annoncée comme présentant de la léthargie, est
parfaitement éveillée ; mais on est frappé par son air
étonné ; une demi-heure après on la retrouve profondé-
ment endormie ; mais elle se réveille facilement, prend
son repas et se rendort aussitôt après.

14 mars. — Le sommeil persiste ; on note des myoclonies surtout marquées au niveau des avant-bras et
des mains : ce sont des secousses régulières et rythmées.
On constate de la raideur au niveau de la nuque et de la
colonne lombaire ; il y a de la contracture au niveau des
membres supérieurs.

Pendant l'examen, on note également quelques
secousses au niveau des lèvres et du maxillaire inférieur.

Léger ptosis de la paupière droite ; il semble qu'il y
ait une ébauche de strabisme interne au niveau de l'œil
droit.

On parvient à tirer la malade de sa torpeur en lui
parlant fort ; elle obéit, exécute certains mouvements,
mais sans ouvrir les yeux ; elle se réveille davantage si
on insiste et si on l'assied sur son lit.

L'examen des autres appareils est négatif ; rien aux
poumons, bien que la malade tousse un peu. Au cœur,
la pointe bat dans le Vᵉ espace intercostal gauche, pas
de signes de lésions orificielles, le rythme est régulier
à 90.

Appareil digestif : la langue est blanche, il y a un peu
de constipation.

Examen des réflexes : réflexes rotuliens et achiléens
abolis. Pas de trépidation épileptoïde. Le signe de Babinski est indifférent.

Ponction lombaire : liquide très limpide ; le dépôt est presque nul après la centrifugation.

Glucose : pas d'hypoglycorachie.

Albumine : 0 gr. 18.

Chlorures : 6 gr. 75.

Cytologie : quelques rares leucocytes dans la porportion : polynucléaire 1, mononucléaires 10, surtout lymphocytes.

Traitement : cachets d'urotropine, vésicatoire à la nuque.

19 mars. — Babinski très net en extension. La somnolence a diminué d'une façon notable.

21 mars. — On assiste à une chute de la température. L'amélioration persiste depuis deux jours, l'enfant reste éveillée une partie de la matinée. L'état général se maintient bon. La malade est moins endormie et commence à causer avec ceux qui la soignent.

15 avril. — L'enfant est revue dans sa famille, le faciès est toujours un peu figé.

20 mai. — La guérison semble complète, il ne persiste aucun trouble encéphalique. A l'examen on constate seulement l'abolition des réflexes rotuliens, sauf à gauche où on a une ébauche de réflexe. L'enfant ne présente aucun trouble de la mémoire, se souvient parfaitement de son séjour à l'hôpital, des personnes qu'elle a vues autour d'elle et des soins qui lui ont été donnés.

OBSERVATION IV

Pierre P..., 11 ans, entré dans le service de M. le Docteur Pehu, le 25 février 1920.

Le père est mort à 28 ans tuberculeux, la mère est bien portante.

Un premier enfant est mort de méningite à un an. Le petit Pierre s'est bien porté jusqu'à l'âge de 3 ans. Sa mère l'apportât à cette époque à la Charité parce qu'il présentait des troubles de la marche. On l'a envoyé à Gien pour rachitisme aigu. A Gien il a eu la rougeole. Puis il a été en bonne santé ; son développement intellectuel a été normal jusqu'à la maladie actuelle.

La maladie a débuté le 15 janvier par de la diplopie et de la somnolence. La mère l'a purgé en deux fois et a constaté dans les matières la présence de petits vers nombreux qui semblent être des oxyures. A ce moment il avait de la fièvre, près de 39° ; pas de céphalée, pas de vomissements. Il avait des soubresauts musculaires fréquents. L'état reste stationnaire avec de la diplopie, de la somnolence, des soubresauts musculaires jusqu'au 10 février. A partir de ce moment l'enfant présente quelques troubles cérébraux ; il répond mal aux questions posées. Il présentait des mouvements incoordonnés des membres, se plaignait toujours d'y voir double. Le 24 il a présenté une température de 40°3 alors que les jours précédents il n'en avait plus du tout. Pas de céphalée. Un médecin appelé diagnostique une méningite et conseille l'envoi à l'hôpital.

27 février. — A l'entrée, le petit malade présente un
état général moyen. Le teint est relativement coloré, il
a de l'herpès labial très accusé intéressant également les
deux côtés et même la commissure labiale droite. Il est
très agité, remuant sans cesse dans son lit sans mouvements définis et en particulier sans mouvements choréiques vrais et sans mouvements myocloniques. L'agita-
tions verbale est également très intense, il prononce des
paroles incohérentes sans suite. Une seule phrase revient
sans cesse, il répète que c'est de la méningite, qu'il va
mourir, que personne ne vient le voir. Quand on l'inter-
roge, il répond assez correctement. Il sait son nom, son
âge, son adresse. Il a surtout de l'écholalie manifeste et
constante quand on parle à côté de lui, il répète les
mots même compliqués, par exemple Cheyne-Stokes.
Il dit de temps à autre spontanément qu'il a de l'encéphalite léthargique. Pendant la journée d'hier il n'a pas
dormi, il a été presque constamment agité mais modéré-
ment. Il se plaint du ventre, a de la diarrhée. Il ne se
plaint pas de la tête.

Cette nuit il a dormi, mais par intermittences : des périodes de 1 heure 1/2 à 2 heures de sommeil sont entre-
coupées de périodes d'agitation d'une durée à peu près
égale. Pas de vomissements.

L'examen somatique, en dehors de l'herpès signalé
précédemment, ne révèle absolument rien. A signaler
seulement un peu de nystagmus vertical lorsqu'on fait
porter au maximum les globes en haut. Aucun signe
d'ophtalmoplégie. Les paupières se relèvent parfaitement
bien, les pupilles réagissent bien à la lumière. Aucun

trouble sensoriel ou des nerfs crâniens. Pouls à 108, régulier.

Réflexes non modifiés. Pas de Babinski, pas de Kernig. Raie vaso-motrice relativement accusée.

Dans la nuit du 1er au 2 mars, le malade a été réveillé depuis 21 heures. Il saute à bas de son lit toutes les cinq minutes et parle sans discontinuer ; il chante, il crie jusqu'à minuit 30, puis il s'endort. Il se réveille à 4 heures et divague de nouveau ; il se rendort à 4 h. 45.

9 mars. — L'agitation est toujours très accusée, elle est à peu près continuelle dans la journée, cependant de temps à autre, pendant trois quarts d'heure à une heure, il dort d'un sommeil paisible, avec une respiration régulière sans Cheyne-Stokes. Ces dernières nuits il a bien dormi. En dehors de ces périodes de sommeil il est constamment agité, remue dans son lit en tous sens. On dirait une chorée avec agitation extrême, avec cette différence toutefois que les mouvements sont moins brusques et en apparence plus coordonnés. Pas de mouvement fibrillaires ou fasciculaires de la langue. Il n'a aucune secousse myoclonique. Il parle sans cesse, toujours ses phrases sont assez incohérentes, son écholalie est aussi marquée aujourd'hui que lors de son entrée.

Les battements du cœur sont assez accentués, le pouls est à 120, régulier. Il ne se plaint pas de la tête. Pas de Kernig. Il a même une souplesse particulièrement accentuée. En raison de l'agitation, il est très difficile de juger de l'état des réflexes.

12 mars. — La diarrhée est toujours abondante, fétide. A la base gauche en arrière, assez nombreux râles muqueux et sous crépitants à caractère un peu métallique,

sans matité, sans souffle. D'ailleurs il tousse beaucoup et n'expectore pas.

18 mars. — La température décroît depuis 3 ou 4 jours. Ce matin elle est à 37°2. L'état général est médiocre. Il est pâle, paraît avoir maigri. L'écholalie a beaucoup diminué. Il est silencieux, beaucoup moins agité. La loquacité a à peu près disparu. Cependant il a toujours une allure bizarre, mange mal ; il porte irrégulièrement sa cuiller dans sa bouche après lui avoir fait décrire un arc de cercle et avec de l'incertitude dans les mouvements. Il lui arrive de manger avec les doigts. Parfois il se frotte le nez, porte les doigts dans sa bouche. Quand il est assis il paraît un peu incertain, sans trouble net de l'équilibre cependant. Il ne vomit pas. Il donne l'impression d'avoir un certain degré d'obnubilation mentale. Pouls à 120. Il dort la nuit mais pas le jour. On a commencé l'administration de Bromhydrate de scopolamine à la dose de 3.10 de milligramme depuis le 12 mars.

2 avril. — Depuis la dernière note, l'agitation motrice et verbale a beaucoup augmenté ; coprolalie littérale permanente. Il se lève sans cesse, parcourt la salle, va auprès des lits de ses voisins, les embrasse, ne les frappe pas.

En marchant il oscille, présentant une démarche un peu ébrieuse. Cependant pas de Romberg.

Il a reçu ce matin la visite d'un prêtre de sa paroisse qu'il n'avait pas vu depuis un mois et qu'il a cependant parfaitement reconnu.

3 avril. — Part en observation à Bron, après une visite du médecin de cet établissement.

Ponction lombaire du 27 février : pas d'éléments cellulaires, pas de microbes.

OBSERVATION V

Germain B..., 11 ans, entré le 11 février dans le service de M. le Docteur Pehu.

Il entre à l'hôpital pour des troubles cérébraux. Il est fils unique, ses parents sont bien portants.

L'enfant a eu une bonne santé jusqu'en 1911. A l'âge de 3 ans et demi, il a été opéré dans le srvice de M. Nové-Josserand pour du spina ventosa du premier métacarpien gauche, le 30 mai 1911. Puis pour des lésions bacillaires du poignet et du coude gauches, avec récidive de spina ventosa du premier métacarpien, le 6 décembre 1911. Après un séjour à Gien, il est rendu à ses parents. Depuis 1912 l'enfant s'est toujours bien porté. Il a eu la grippe pendant la guerre à une date que le père ne peut préciser. La mère a eu la grippe en même temps que son enfant et ces deux grippes ont été bénignes.

L'affection actuelle a débuté le 7 février 1920 par une céphalée assez forte et de la fièvre à 38°. La nuit du 7 au 8 a été agitée, l'enfant avait de nombreux cauchemars. Le 8 février un médecin consulté fait mettre de la glace sur la tête et fait le diagnostic de méningite.

Depuis le 8 février jusqu'à son entrée à l'hôpital, l'état du petit malade n'a pas changé. Il a toujours sommeil, ne vomit pas, est constipé, garde une fièvre autour de 38°5.

A l'entrée, l'enfant est somnolent, sans Kernig, sans raideur de la nuque. Il présente des petites secousses myocloniques du tronc, des membres supérieurs et inférieurs. Un peu de nystagmus dans les mouvements volontaires des yeux. La pupille gauche est presque immobile, en tous cas, elle réagit bien moins que la droite et ses mouvements semblent liés à l'hippus plutôt qu'à l'accommodation à la lumière et à la distance.

Pas de clonus de la rotule, ni de trépidation épileptoïde. Réflexes normaux aux membres supérieurs et inférieurs. L'examen viscéral est entièrement négatif. L'enfant a une voix nasonnée qu'il n'avait pas ces jours derniers.

13 février. — Ce matin l'enfant a pris deux crises convulsives, une de bon matin, l'autre à 9 heures 15, cette dernière a pu être observée.

La crise débute par des convulsions cloniques du membre supérieur gauche dont tous les segments se mettent en demi-flexion et en rotation interne. Le sterno-mastoïdien gauche est pris simultanémnet et agite la tête en lui imprimant de petites secousses qui peu à peu la tournent à gauche. Au bout de cinq minutes le membre inférieur gauche est animé des mêmes secousses musculaires et prend la même attitude de demi-flexion. Simultanément les globes oculaires se convulsent en haut et à droite. Deux minutes plus tard les secousses musculaires se généralisent. Tout le corps est agité de soubresauts, aussi bien la face, le cou et le tronc que les membres supérieurs et inférieurs. Les yeux ont perdu leur fixité et présentent du nystagmus. Puis une minute plus tard les convulsions se localisent au côté droit. Toute la moitié gauche du corps est en résolution musculaire complète. L'enfant se cyanose, le stertor est net, la langue est violacée entre les arcades dentaires, et tout rentre dans la normale dès qu'on propulse le maxillaire en avant et que l'enfant a pu faire deux ou trois inspirations.

Après la crise l'enfant est abattu, répond mal aux questions. La crise a duré en tout neuf minutes.

15 février. — Dans l'intervalle des crises, l'enfant est dans la somnolence la plus complète. Il n'a pas de stertor mais il présente à chaque instant des secousses cloniques se produisant toutes les secondes environ, isolées ou en séries et qui intéressent surtout le diaphragme, les muscles abdominaux et la cuisse droite qui est tour à tour attirée près du bassin et propulsée. Pas d'autres mouvements. Pouls rapide. Pas de Cheyne-Stokes.

Il est emmené prématurément par sa famille.

31 mai. — L'enfant est ramené aujourd'hui pour être envoyé à Gien. La mère dit que la maladie a duré à l'état aigu, fébrile et somnolent pendant un mois ; une semaine environ après la sortie de l'hôpital il a pris trois crises de chacune d'une durée d'une demi-heure, ayant intéressé les quatre membres avec convulsion des globes oculaires. Il n'a pas repris d'autres crises, mais depuis ce jour, dit la mère : « Ça lui a ôté la parole ». Il n'a commencé à marcher qu'au bout de deux mois, et encore la reprise de la marche normale a-t-elle été très lente.

Actuellement il donne l'impression d'avoir une diminution intellectuelle considérable ; sa mère dit qu'il y voit mal, les pupilles cependant ne sont pas dilatées et il reconnait le nombre des doigts qu'on lui présente.

Il y a une exagération manifeste et générale des réflexes tendineux, de la trépidation plantaire surtout à gauche, on n'obtient pas le signe de Babinski.

La parole est très embarrassée, l'articulation des mots est très défectueuse, la voix est nasonnée.

La démarche semble à peu près normale, sauf qu'il élargit un peu sa base de sustentation.

Ponction lombaire faite le 12 février : lymphocytose assez marquée.

Première Observation de M. le Docteur COMBY *(Société médicale des Hôpitaux, séance du 26 mars 1920)*

Le 17 mars 1920 je suis appelé à voir en consultation un petit garçon de cinq ans, qui présente une agitation insolite.

Il y a quatre ou cinq jours il a accusé un malaise général avec fièvre et légère torpeur. A cette phase insidieuse a succédé une phase d'agitation et de myoclonie : mouvements incessants, désordonnés, arythmiques ; l'enfant se tourne sans cesse dans son lit, s'asseoit, se couche, se relève ; il parle sans arrêt, comprenant ce qu'on lui dit, répondant aux questions. Pas de raideur de la nuque, ni signe de Kernig; pas de ptosis, ni troubles oculaires. Loin d'être léthargique, l'enfant ne dort ni jour ni nuit. Rien à l'auscultation du cœur ou des poumons, un peu d'enchifrènement et de rougeur de la gorge. Langue saburrale, ventre souple avec constipation. Pas d'éruption.

Cette agitation choreiforme ou athétosique ne répond à aucun tremblement classé, et on hésite à poser un diagnostic ferme. Des calmants et le drap mouillé sont prescrits.

Cependant, après réflexion, le diagnostic d'encéphalite à forme myoclonique est posé.

Le 19 mars, deux jours plus tard, la température monte à 39°4 le matin, et l'enfant présente des accidents bulbaires qui entraînent rapidement la mort.

Deuxième Observation de M. le Docteur Comby (Société médicale des Hôpitaux de Paris, séance du 26 mars 1920)

Le 25 mars 1920 je suis appelé à voir, à Colombes, une fillette de onze ans, grande, bien développée, de bonne santé habituelle. Le 21 mars, après la promenade du dimanche, elle a été prise dans la soirée de douleurs dans les jambes que les parents ont attribuées à la croissance, puis au rhumatisme, quoiqu'il n'y eût ni gonflement, ni rougeur, ni chaleur au niveau des articulations d'ailleurs très souples et sans aucune raideur. Ces douleurs bilatérales et symétriques sont très violentes, continues, empêchant le sommeil.

Depuis deux jours, à ces douleurs, que rien n'a pu calmer, se sont ajoutées des secousses rythmiques intéressant les membres inférieurs et le diaphragme ; en les constatant, j'ai pensé aussitôt à la chorée électrique ou maladie de Dubini. Pas de diplopie, ni ptosis, ni troubles oculaires quelconques.

Appétit conservé, quoique la langue soit un peu saburrale. Pas de fièvre (37°3 au moment de mon examen). Rien à l'auscultation.

Il est à noter que les membres supérieurs ne présentent ni secousses rythmiques, ni douleurs, pas de céphalalgie, ni spasme de la face. Pas de raideur de la nuque, ni signe de Kernig. Pas de délire. L'enfant se plaint seulement de ses douleurs et de son insomnie.

Prescription : bains chauds, application locale de vaseline gaïacolée, urotropine (un gramme par jour), pilules d'opium et belladonne, un purgatif salin.

Le 30 mars, même état ; la ponction lombaire donne un liquide clair contenant : rares globules rouges ; 1,4 lymphocytes par millimètre cube ; 0 gr. 20 d'albumine ; sucre en quantité normale. Les douleurs des membres inférieurs sont toujours aussi vives ; mais les secousses myocloniques, rythmiques et fulgurantes, sont limitées au diaphragme ; elles ne se voient plus aux cuisses et aux jambes, elles sont exclusivement abdomino-diaphragmatiques.

Observation de M. le Docteur ARMAND

La malade est une fillette de 13 ans, qui est vue la première fois le 22 février.

Depuis plusieurs jours elle se plaint de souffrir de la tête ; elle a eu une fois des vomissements avec effort. Au moment du premier examen elle a absolument l'aspect d'une choréique. Sa température est de 38°5. Elle n'a aucun signe oculaire, pas de Kernig.

Le 24 février elle a de la somnolence et pendant trente-six heures elle dort presque constamment. Elle s'éveille lorsqu'on lui parle, elle cause, rit, ne se plaint de rien que d'avoir sommeil, puis elle se rendort.

Le 25 elle a un signe de Kernig positif, pas de troubles oculaires, pas de maux de tête. La ponction lombaire donne un liquide clair, on en retire 15 centimètres cubes.

Depuis le 26 février le sommeil est redevenu normal. La température est encore de 38°5. Les mouvements choréiques diminuent tous les jours.

Le 1ᵉʳ mars, elle a 37°5 et va très bien.

Comme traitement elle a eu de l'urotropine et des bains.

Anatomie Pathologique

L'autopsie du nourrisson a pu être faite, on a trouvé
une congestion diffuse et généralisée du cerveau, donnant à l'ensemble une teinte hortensia. A la coupe il y
avait un piqueté hémorragique de la substance blanche.
En aucun endroit on ne trouva de granulations ou de
plaques.

L'examen microscopique a montré de la congestion
des méninges, dans l'encéphale des vaisseaux dilatés et
autour d'eux de nombreuses cellules rondes. On ne note
pas d'altérations de la substance cérébrale, pas de
lésions artérielles, pas de nécrose.

Il n'y a donc que des signes d'inflammation repré-
sentés par la dilatation vasculaire et une diapédèse très
marquée.

Il est frappant de constater que les autopsies d'adultes
atteints d'encéphalite léthargique ont eu toutes aussi
comme lésions fondamentales ces manchons périvasculaires de cellules rondes absolument semblables à des
lymphocytes et de la dilatation des vaisseaux.

M. Bériel a trouvé des altérations semblables chez
l'adulte dans toutes les régions du névraxe, cerveau,
cervelet, moelle, méninges, et dans toutes les parties
d'une même région. Et il fait remarquer l'identité de ces
lésions malgré le polymorphisme des symptômes. Il n'a

jamais trouvé d'altérations graves des éléments nerveux parfois un peu de chromatolyse.

La diffusion des lésions et leur inégale intensité peuvent expliquer la variabilité des symptômes et leur gravité différente.

Le peu de profondeur de ces lésions explique la fugacité des signes et la possibilité d'une guérison intégrale.

Analyse des Observations

Malgré leur peu de ressemblance apparente, ces observations présentent à l'examen des caractères communs suffisamment nombreux pour qu'il soit permis de supposer que ces cas relèvent d'une même cause et constituent une même affection. Nous allons analyser les divers symptômes et voir ce qu'ils ont de commun.

Etiologie

C'est d'abord dans tous les cas l'absence d'une affection systématisée primitive. On ne trouve chez la plupart des petits malades aucun antécédent héréditaire ni syphilitique, ni alcoolique, sauf peut-être dans un cas. Mais chez cette enfant, la notion d'hérédo-syphilis est sujette à caution et on ne trouve chez elle aucun stigmate net de spécificité. Chez les deux malades du docteur Péhu, on a noté des antécédents tuberculeux, le père de l'un est mort de tuberculose, l'autre a eu des lésions bacillaires, la maladie a évolué chez eux avec les mêmes symptômes que chez les autres enfants, mais tous deux ont eu des troubles psychiques graves.

L'enfant de l'observation II a eu un petit état fébrile un mois avant le début de son encéphalite, cet état a été léger, a duré une sizaine de jours et n'a été caractérisé par aucun symptôme précis. Il a été appelé grippe par son entourage parce qu'il est courant dans le public d'appeler grippe ces états fébriles mal définis.

Début

Le début chez les enfants a été brusque, une a eu un jour des céphalées et le lendemain des mouvements désordonnés, une autre s'est endormie un matin et a continué à dormir les jours suivants, enfin chez tous il est net et remonte à un jour que la famille ou le malade peut préciser exactement.

Chez le nourrisson les caractères du début n'ont pu être notés avec certitude, et l'enfant est entré à la Charité dans la période d'état de sa maladie.

Les symptômes du début ont été variables, ils ont été tantôt des symptômes de torpeur, tantôt des symptômes d'excitation ou même ont consisté en douleurs.

3

État. — Symptômes Généraux

Fièvre. — Dans tous les cas le symptôme fièvre est constant. C'est une fièvre irrégulière avec rémissions matutinales. Elle s'élève peu à peu les premiers jours, atteint 39° et oscille d'environ 1° autour de cette température ; elle s'élève exceptionnellement à 40° au moment d'une aggravation de la maladie. Sa courbe ne paraît pas avoir une allure caractéristique. La défervescence se fait lentement, parallèlement à la disparition progressive des symptômes.

Pouls. — Il a été constamment en rapport avec la température. Dans l'observation II il a été ralenti au moment où les symptômes méningés ont été le plus accusés. Il n'y a pas eu de troubles du rythme, ni de dicrotisme.

État général. — L'état général a été franchement mauvais chez les deux premiers malades, il s'est amélioré sensiblement dès la deuxième semaine dans l'observation II; chez l'enfant de l'observation III il est resté relativement bon. Il n'a pas subi de fléchissement sensible. L'enfant, qui, pendant toute la durée de sa maladie, a pu continuer à s'alimenter, a seulement un peu pâli, légèrement maigri.

Il faut toutefois signaler que le nourrisson a finalement succombé avec des symptômes de broncho-pneumonie surajoutée.

L'asthénie a été marquée chez plusieurs malades et chez une on a eu une raie de Sergent très nette.

Dans tous les cas, un état saburral des voies digestives a été signalé, l'enfant II a eu les dents et les lèvres couvertes de fuliginosités qui ont persisté longtemps.

Symptômes Encephaliques

Ces symptômes sont les plus importants et sont ceux qui ont dominé la scène. Ils ont consisté en somnolence, troubles moteurs, troubles oculaires, troubles psychiques, chez une malade on a eu de l'écholalie, chez un autre des phénomènes bulbaires.

Somnolence. — Dans toutes les observations, sauf dans une de M. Comby, la somnolence est signalée. Elle a eu des degrés variables. Chez le nourrisson elle a été suffisante pour inquiéter sa famille; chez l'enfant de l'observation II elle a été plus marquée, mais a disparu avant les autres symptômes.

Chez l'enfant de l'observation III, qui a eu la forme d'encéphalite la plus bénigne, elle a été le symptôme capital, elle a persisté après la chute de la température mais à un degré moindre. L'enfant a gardé longtemps un faciès figé et semblait avoir une certaine difficulté à tenir les yeux ouverts.

Dans d'autres observations, elle a précédé ou suivi une phase d'excitation avec mouvements choréiformes.

Nous croyons utile de faire remarquer que dans aucun cas il ne s'est agi de coma, les enfants s'éveillaient spontanément ou à un appel, répondaient aux questions posées, exécutaient des mouvements, mangeaient.

Troubles moteurs. — Ils ont consisté tantôt en secousses musculaires, rythmées, intéressant certains groupes musculaires, à l'exclusion d'autres, tantôt en mouvements désordonnés, choréiformes.

Parfois il y a eu une agitation intense et chez un enfant des crises convulsives sont apparues et se sont renouvelées plusieurs fois dans le cours de la maladie, intéressant la face et les membres.

Ces troubles moteurs ont toujours été prédominants chez les malades qui ont eu les formes les plus graves d'encéphalite, et dans deux de ces cas la mort est survenue.

Chez le nourrisson les mouvements ont consisté en secousses myocloniques présentant un certain rythme et restant localisées aux muscles de la région diaphragmatique, aux muscles des avant-bras et à ceux des mains. Leur rythme était régulier et les contractions des différents groupes musculaires étaient synchrones. Chez nos deux autres petites malades, les mouvements ont été limités aux muscles des avant-bras, des mains et de la face, sans présenter le même caractère d'intensité, de fréquence, de persistance que chez le nourrisson.

Dans une observation de Comby, l'enfant a eu une agitation extrême, sans mouvements définis, empêchant tout sommeil, et rapidement des phénomènes bulbaires ont entraîné la mort.

Troubles oculaires. — Ils ont été notés chez nos trois malades, mais ils ont été absents chez ceux du docteur Comby et du docteur Armand. Chez tous ils ont été peu prononcés, fugaces, variables d'un jour à l'autre.

Chez le nourrisson ce fut d'abord du ptosis, puis de l'inégalité pupillaire. L'enfant de l'observation II a eu des phénomènes oculaires plus persistants, le nystagmus a mis quelque temps à disparaître, la paralysie de l'accommodation a été très tenace.

Chez notre dernière petite malade, on a noté du ptosis, un très léger strabisme interne, un examen de l'œil fait au moment de la sortie de l'hôpital a été négatif, mais en raison de l'âge de l'enfant la diplopie et la vision des couleurs n'ont pu être recherchées.

D'autres ont eu de la diplopie.

Chez tous, l'examen du fond d'œil a toujours été négatif.

Troubles psychiques. — Chez la malade de l'observ. I il y a eu du délire et, s'il est permis d'employer ici cette expression, on peut dire qu'il s'agissait de délire professionnel : l'enfant était une écolière et parlait de ses devoirs de classe. A un moment d'aggravation de sa maladie, elle a eu un épisode de confusion mentale et de l'échololie. Dans le déclin de l'affection on a noté un déficit intellectuel mais peu prononcé et qui a presque totalement rétrocédé au cours de la convalescence ; elle est actuellement une enfant à caractère instable et d'une intelligence médiocre.

L'enfant de l'observ. III a gardé assez longtemps une certaine torpeur intellectuelle, elle n'était plus l'enfant vive, turbulente dont sa famille parlait, mais ces symptômes vont s'atténuant très sensiblement.

Deux malades ont eu des troubles psychiques très prononcés. Ils sont apparus chez l'un d'eux un mois après le début de la maladie, ils sont allés s'accentuant et ont finalement nécessité l'internement. Il semble qu'on ait eu affaire à de la confusion mentale avec agitation. Cet enfant a eu, pendant son séjour à l'hôpital, de l'écholalie qui a disparu peu à peu. Il est encore en traitement à l'asile de Bron, son état s'est amélioré. Un autre enfant garde un déficit intellectuel considérable, avec des troubles de la parole, chez lui le début de l'encéphalite remonte à 5 mois.

Dans une des observations de Comby il y eut des phénomènes bulbaires qui entraînèrent la mort..

Des douleurs sont signalées dans une observation, douleurs assez intenses et limitées aux membres inférieurs.

Enfin quelques troubles de l'équilibre ont été signalés : un enfant a une démarche ébrieuse et un autre est obligé en marchant d'écarter ses pieds pour maintenir son équilibre.

Symptômes Méningés

Des signes méningés sont retrouvés dans la plupart des observations. Ils ont été généralement peu marqués dans les cas les plus bénins, plus accusés dans les autres. Dans une observation, il n'y a pa de signe clinique de réaction méningée, mais la ponction lombaire n'a pas été faite ;

dans un seul cas il y a un liquide céphalo-rachidien sans formule cytologique et d'ailleurs l'examen ne révélait aucun symptôme du côté des méninges.

Chez le nourrisson, les troubles ont surtout consisté pendant la période d'état en des contractures, contractures qui se sont généralisées peu à peu pendant l'évolution de la maladie. Sur la fin, il y a eu des cris hydrencéphaliques, la grande fontanelle a été bombée. Il n'y a pa eu de modifications des réflexes. Une ponction lombaire a traduit cette réaction méningée par de la lymphocytose.

Dans l'observation II, les symptômes méningés sont apparus dans le cours de la maladie et ils ont été assez intenses : signe de Kernig positif, signe de Babinski positif, raideur de la nuque, ralentissement du pouls. Les réflexes tendineux absents dans la première partie de la période d'état ont réapparu et ont été exagérés à gauche. Des ponctions lombaires successives ont indiqué l'apparition de cet état méningé, le liquide céphalo-rachidien a été normal lors de la première ponction au moment de l'entrée de la malade à la Charité, rapidement il a montré de la lymphocytose, un peu d'hypéralbuminorachie, des traces de sucre plus fortes que normalement.

Ces caractères du liquide céphalo-rachidien ont persisté pendant le cours de la maladie.

Dans l'observation III, ils ont été réduits au minimum, l'enfant a eu de la raideur du dos et de la nuque. Les réflexes tendineux ont été abolis ; à la sortie de l'hôpital ils n'avaient pas réapparu, dans la suite on les a vus revenir, d'abord très paresseux et demandant plusieurs percussions pour se produire. Là encore, la ponction lombaire a montré de la lymphocytose.

Le syndrome méningé a donc été constant dans la plupart des observations ; ses signes cliniques ont été variables, peu intenses mais toujours associés à des variations de la formule chimique et cytologique du liquide céphalorachidien. Dans une observation de Comby, on ne trouve pas de symptôme méningé relaté, la ponction lombaire a montré quand même de la lymphocytose. Dans les autres cas, la ponction lombaire n'a malheureusement pas été faite.

Les ponctions lombaires ont toutes donné un liquide parfaitement limpide, eau de roche, la lymphocytose y a été nette, modérée, l'albumine s'est montrée normale ou peu augmentée, les traces de sucre ont été notées comme fortes. On n'a jamais noté d'autres altérations, on n'a jamais décelé des organismes. Il semble que les lésions soient restées à un certain stade sans jamais évoluer au-delà de cette limite même dans les formes qui se sont terminées par la mort.

Durée de la Maladie

Chez le nourrisson l'issue a été fatale, il est resté un mois environ à l'hôpital et le début ne remontait qu'à deux jours avant son entrée. Il a eu, à un moment donné, une ébauche d'amélioration mais rapidement on a assisté à une reprise de la maladie.

Les derniers jours, une broncho-pneumonie s'est déclarée qui a emporté l'enfant.

L'évolution chez la malade de l'observation II a été longue, l'état est resté grave longtemps, et il y a eu plusieurs rechutes avant que la convalescence s'annonce et celle-ci a été un peu traînante.

La forme d'encéphalite de l'enfant de l'observation III a été bénigne, l'évolution s'est faite sans rechute, les symptômes se sont améliorés peu à peu une quinzaine de jours après le début. Là aussi la convalescence a été longue.

Chez deux malades du docteur Péhu, la période d'état de la maladie a été de 3 et 5 mois environ, mais les troubles psychiques durent encore, la régression des autres symptômes a été très lente.

Un cas de Comby a évolué très rapidement, l'enfant est mort une semaine après le début de la maladie.

Diagnostic positif

Nous venons de voir plus haut que dans tous les cas il y a un ensemble de symptômes généraux, encéphaliques et souvent méningés ; il semble que cela puisse caracté-riser l'affection.

On fera donc le diagnostic positif par les symptômes encéphaliques débutant brusquement et accompagnés d'un état fébrile.

La courbe thermique indique un état infectieux, elle atteint rapidement 39° les premiers jours ; dans toute la période d'état elle oscille autour de 39, allant exception-nellement à 40° au moment d'une recrudescence des symptômes. Elle s'abaisse lentement avec des oscilla-tions et en même temps on voit les signes cliniques s'amender et l'état général s'améliorer.

La courbe du pouls suit à peu près celle de la tempé-rature et est en rapport avec elle ; le pouls est régulier.

Ce sont les symptômes encéphaliques qui ouvrent la scène mais aucun d'eux n'est pathognomonique, même leur groupement ne l'est pas. Les symptômes sont en rapport avec la localisation des lésions sur l'encéphale. Or, ces lésions sont essentiellement diffuses, elles sont périvasculaires, donc susceptibles de sièges très divers. Elles se localisent de préférence sur la protubérance et les noyaux de la base d'où une symptomatologie très souvent en rapport avec des altérations de ces régions. Mais ces phénomènes nerveux ont une physionomie par-ticulière en raison de ce fait que le système nerveux n'est pas frappé d'une façon massive mais par îlots et superficiellement.

Ainsi dans les cas étudiés, la somnolence n'est pas toujours retrouvée ou n'est qu'ébauchée ; les secousses myocloniques peuvent faire défaut ; les troubles oculaires sont trouvés très souvent mais manquent quelquefois.

Le groupement : somnolence et troubles oculaires est fréquent, mais les myoclonies peuvent être notées seules.

On ne peut donc retenir que la notion de symptômes encéphaliques primitifs.

Ils se surajoutent fréquemment des symptômes d'irritation méningée : raideur de la nuque, signe de Kernig, contractures, et dans les cas qu'il nous a été donné d'observer le liquide céphalo-rachidien a présenté d'une manière remarquable les mêmes caractères quant à sa composition chimique, à sa formule cytologique, à l'absence d'éléments infectieux. Toujours il a été d'une limpidité parfaite, la quantité d'albumine a été ou légèrement augmentée ou normale, la quantité de sucre a été augmentée et le taux des chlorures normal. Chez l'adulte Mestrezat signale 0,94 de sucre au lieu de 0,53 et Dopter put même, avec ce seul ensemble chimique et surtout avec l'hyperglycorachie, faire un diagnostic précoce d'encéphalite léthargique.

Dans nos analyses nous n'avons pu malheureusement avoir des chiffres exacts pour le sucre, mais à la réaction qualitative la quantité de sucre parut plus forte que normalement.

Dans tous les cas il y a eu de la lymphocytose. Une lymphocytose modérée n'atteignant jamais les chiffres des lymphocytoses des syphilis nerveux ou de la méningite tuberculeuse. R. Benard a signalé la dissociation cyto albuminurique en faveur de la cytose exagérée dans l'encéphalite léthargique et il l'a trouvée particulière à cette affection.

Nous ferons donc le diagnostic positif par la notion d'un état infectieux primitif, d'un ensemble de symptômes encéphaliques qui seront le plus souvent de la somnolence, des troubles oculaires, des myoclonies et par la coïncidence très fréquente de symptômes méningés traduits à l'analyse du liquide céphalo-rachidien par de l'hyperglycorachie et de la lymphocytose.

Diagnostic différentiel

L'Encéphalite léthargique ayant des symptômes communs avec de nombreuses affections qui frappent l'axe cérébro-spinal chez l'enfant, nous allons essayer d'établir un diagnostic différentiel avec ces diverses maladies.

Ces symptômes cliniques nous seront d'un grand secours mais nous croyons utile de faire intervenir pour une large part les renseignements donnés par l'analyse à la fois chimique, cytologique et bactériologique du liquide céphalo-rachidien retiré par ponction lombaire.

Ce sera d'abord avec la méningite tuberculeuse qu'on rencontre très fréquemment chez l'enfant et dont la somnolence du début, dans certains cas, peut rappeler tout à fait celle de l'encéphalite léthargique. Pour plus de précisions, nous allons différencier l'encéphalite léthargique d'avec la méningite tuberculeuse du nourrisson et d'avec celle de l'enfant plus âgé.

1° Chez le nourrisson, Lesage et Abrami ont décrit une forme somnolente. Ce symptôme apparaît d'emblée. Comme dans l'encéphalite, ce sommeil peut être interrompu par un appel, un examen de l'enfant, parfois il est entrecoupé de convulsions, mais peu à peu ce sommeil devient plus profond, l'enfant ne s'éveille plus et le coma succède insensiblement à cette torpeur.

Souvent la somnolence succède aux convulsions, c'est très rapidement le coma de la période terminale.

2° L'enfant plus âgé peut présenter aussi de la somnolence au début, à l'exclusion de tout autre symptôme, mais chez lui cette forme est plus rare et le plus souvent on a au début une période d'excitation avec les signes classiques de la méningite tuberculeuse : céphalées intenses, photophobie, vomissement cérébral, douleurs, raideur de la nuque, signe de Kernig, exagération des réflexes cutanés, abolition des réflexes tendineux, signe de Brudzinski. La température est élevée, le pouls irrégulier.

Chez ce grand enfant le diagnostic sera fait souvent par la période prodromique qui manque dans l'encéphalite, l'attention de la famille sera attirée par un changement de caractère, par un fléchissement de l'état général, par quelques épisodes fébriles légers.

Parfois même on peut déceler par un examen attentif une atteinte antérieure de tuberculose, ce sera une adénite par exemple ou bien on pourra noter la présence d'un foyer tuberculeux dans l'entourage de l'enfant.

Néanmoins le diagnostic reste difficile, il est facilité par l'examen du liquide céphalo-rachidien. Ce liquide est presque toujours clair, parfois légèrement louche. On y note une diminution très sensible des chlorures, de l'hypoglycorachie, de l'hyperalbuminorachie qui oscille entre 1 et 2 grammes, et enfin une formule cytologique qui est presque toujours de la lymphocytose. Cette lymphocytose va généralement en augmentant pendant l'évolution de la méningite et P. Marie fait de cette augmentation du nombre des lymphocytes un élément du diagnostic différentiel. Parfois de la polynucléose est observée dans tout le cours de la maladie, dans ce cas l'analyse chimique est seule caractéristique, la diminution des chlorures atteint un tel chiffre qu'elle se montre particulière à la méningite tuberculeuse et fait faire le diagnostic.

On a pu trouver quelquefois le bacille de Koch dans le liquide céphalo-rachidien, on ne peut compter sur sa présence. Il faudrait avoir recours à l'inoculation au cobaye, mais les résultats en sont trop tardifs.

Les formes nerveuses de la grippe ont aussi quelques analogies avec l'encéphalite léthargique, et la coïncidence des deux affections pendant la même époque a fait considérer, par beaucoup d'auteurs, l'encéphalite léthargique comme une détermination de la grippe sur l'encéphale.

La grippe peut donner chez l'enfant toutes les formes de méningite : la forme pseudo méningitique bénigne

guérissant rapidement, la forme séreuse, la forme suppurée, le plus souvent par association d'autres microbes,
et aussi une forme méningo-encéphalique rappelant bien
par sa symptomatologie l'encéphalite léthargique. On
y trouve, comme dans cette dernière, de la somnolence,
de la parésie des nerfs du mésencéphale et des symptômes méningés. Les lésions du cerveau sont alors beaucoup plus marquées que dans l'encéphalite léthargique.
La ponction lombaire donne dans ces cas un liquide
souvent trouble et présentant toujours une polynucléose très marquée, assez fréquemment des organismes
y ont été notés. Enfin il existe une forme éclamptique
de la grippe, caractérisée par des convulsions alternant
avec des périodes de somnolence et se terminant rapidement par la mort. Le liquide céphalo-rachidien est
normal dans cette forme et à l'autopsie on ne trouve pas
de lésions du cerveau ou des méninges.

Dans les formes qui se terminent par la guérison,
l'amélioration se fait très brusquement, coïncidant avec
une chute très marquée de la température.

Un enfant atteint d'encéphalite léthargique pourra en
imposer parfois pour de la méningite cérébro-spinale.

Chez le nourrisson, la symptomatologie de la méningite cérébro-spinale est souvent fruste, des troubles
digestifs peuvent marquer le début. Les seuls signes
seront parfois des convulsions, de la raideur du cou, ou
de l'agitation, ou de la somnolence.

Chez le grand enfant on notera un début brusque, une
céphalalgie et une rachialgie intenses, des contractures

souvent très marquées, une fièvre élevée. Parfois de la somnolence.

La ponction lombaire en montrant un liquide louche riche en polynucléaires et où surtout on peut trouver le méningocoque imposera le diagnostic même, s'il s'agit de formes anormales ou de formes atténuées.

On trouve chez l'enfant, en raison de la susceptibilité de son système nerveux, un grand nombre d'états méningés. Les maladies infectieuses, les troubles gastro-intestinaux, les intoxications s'accompagnent très fréquemment chez lui de lésions méningées ou encéphaliques. Parfois même il ne s'agit que d'une action réflexe (dentition, vers intestinaux).

Dans les cas les plus légers, il y a le plus souvent de l'excitation, parfois de la somnolence, ou c'est un symptôme quelconque de méningite qui apparaît, des contractures, des hyperesthésies, des céphalées. Mais tous ces signes ont pour caractère d'être variables d'un jour à l'autre, de survenir brusquement, d'une façon intense et de rétrocéder rapidement. Le liquide céphalo-rachidien est normal, seule parfois l'albumine est quelque peu augmentée, il n'y a pas de formule cytologique. Il s'agit alors simplement de pseudo-méningisme et cet état est très court.

Mais parfois la réaction est plus intense et il s'agit alors nettement de méningisme. Les mêmes affections sont en cause. Le liquide céphalo-rachidien est clair, la quantité d'albumine est normale ou légèrement augmentée, le sucre est le plus souvent augmenté. Il n'y a pas de formule cytologique dans quelques cas, dans d'autres un peu de lymphocytose. Mais le plus souvent de la polynucléose. On ne trouve pas de microbes. Tous les symptômes s'amendent rapidement et la guérison survient, la notion d'une affection causale sera surtout le diagnostic.

Un degré de plus et c'est la méningite aiguë caractérisée par la gravité de ses signes et surtout à la ponction le liquide céphalo-rachidien sera souvent louche, on y trouvera de l'hypoglycorachie, de l'hyperalbuminorachie, une polynucléose très marquée. Souvent on pourra y trouver des microbes.

L'infection causale peut retentir sur tout l'axe cérébro-spinal et on pourra assister au développement d'une encéphalite. Souvent aussi les symptômes se mêlent à ceux de la méningite. L'encéphalite aiguë peut débuter par des convulsions, des contractures, des paralysies. Dans les cas bénins, tous ces symptômes peuvent rétrocéder, mais dans les cas graves on peut avoir des paralysies durables, des tremblements, des contractures qui peuvent même être définitifs, ou des phénomènes psychiques graves allant jusqu'à l'idiotie. Aux autopsies faites, on a trouvé en plus du piqueté hémorragique de la substance cérébrale, des thromboses vasculaires et des altérations des cellules nerveuses.

La ponction lombaire a toujours donné un liquide clair, sans éléments cellulaires, à formule chimique normale, sans microbes.

La notion de l'affection causale et les caractères du liquide céphalo-rachidien feront faire le diagnostic.

On a signalé des états méningés dans certaines intoxications, ainsi la somnolence a été décrite dans l'azotémie du nourrisson, dans ce cas l'analyse chimique du liquide céphalo-rachidien montrera de l'urée en assez grande quantité.

Il est naturel de réserver une place à la localisation de la syphilis sur l'axe cérébro-spinal. Elle peut donner toutes les formes cliniques de méningite et ces manifestations sont souvent les premières et les seules chez l'enfant, parfois elles éclatent à la faveur d'une infection banale. Le siège le plus fréquent des lésions spécifiques étant basilaire, à l'origine des nerfs crâniens la symptomatologie sera riche et variée. Souvent ces lésions n'évoluent pas en une fois, on a une série de poussées successives, les premières ne laissant pas d'altérations irréparables, il y a des pseudo-guérisons, puis des rechutes.

Cette caractéristique de la syphilis, et surtout de l'hérédo-syphilis méningée est d'un secours assez précieux pour le diagnostic.

Le liquide céphalo-rachidien est riche er albumine et en lymphocytes et une lymphocytose très abondante doit faire soupçonner la syphilis. Les faits de dissociation cyto-albuminurique avec peu d'albumine sont exceptionnels et passagers dans le cours de la syphilis nerveuse. La réaction de Wassermam du liquide céphalo-rachidien est le plus souvent positive.

Chez l'enfant le diagnostic sera aidé par la présence de stigmates d'hérédo-spécificité.

Jeanselme a publié une observation d'encéphalite léthargique chez un syphilitique, l'évolution de l'affection n'a pas été modifiée par le traitement spécifique.

On a rapproché beaucoup l'encéphalite léthargique de la poliomyélite aiguë de l'enfance. Elle serait l'analogue de la poliomyélite pour les noyaux gris de l'encéphale.

Avec la poliomyélite typique, la confusion n'est guère possible, mais on a signalé l'absence de la période de paralysie généralisée.

Dès le premier jour, la paralysie se localiserait sur le membre qu'elle ne doit plus quitter.

Plus exceptionnellement, les paralysies disparaîtront complètement, sans laisser de traces, ce sont les paralysies temporaire de Kennedy.

Enfin, il peut exister au début un état méningé qui peut dominer la scène et évoluer sans paralysie durable, sans atrophie musculaire (Netter, Comby).

Le liquide céphalo-rachidien n'a pas donné dans la poliomyélite aiguë des résultats probants, et n'a donc pas une grosse valeur pour le diagnostic ; on y a trouvé de la lymphocytose, quelquefois pas.

Mais ces formes anormales de la poliomyélite sont rares et on sera aidé pour le diagnostic par la notion d'épidémicité de cette affection ou par celle de l'encéphalite.

Findlay a distingué les deux affections par l'âge des malades, l'influence des saisons, le passage du virus à travers le filtre. Pour lui, la poliomyélite est plus fréquente chez l'enfant par rapport à l'adulte que l'encéphalite, elle se développe surtout aux saisons chaudes, son virus est un virus filtrant et on peut ajouter que les lésions cellulaires de l'encéphalite sont moindres et guérissent le plus souvent sans séquelles.

Chez l'enfant à la poliomyélite peut s'associer de la polioencéphalite. Si l'on a de la polioencéphalite supérieure, l'ophtalmoplégie est le symptôme capital, dans la polioencéphalite inférieure on aura de la paralysie glosso-labio laryngée. Et ce n'est que par une analyse soignée des symptômes et par l'évolution que le diagnostic sera possible.

D'ailleurs souvent on aura la notion d'une maladie infectieuse antérieure ou on aura affaire à une propagation encéphalique.

Chez plusieurs enfants, les troubles moteurs ont été prédominants.

Parfois ils ont eu des mouvements désordonnés, choréiformes, il faut donc faire le diagnostic avec les chorées et tout d'abord avec la chorée de Sydenham.

Cette forme de chorée frappe en général de grands enfants, elle n'est guère signalée avant 4 ou 5 ans. Le rhumatisme est souvent retrouvé dans les antécédents, dans un tiers des cas d'après des auteurs, dans d'autres on signale à son début une maladie infectieuse ou une émotion, un phénomène d'imitation. En mettant à part ces cas qui paraissent relever d'une infection connue ou d'une nevrose, le diagnostic avec la chorée sera difficile.

Divers auteurs ont signalé chez des choréiques des signes d'irritation pyramidale, de réaction méningée et il semble que des chorées, sinon toutes, peuvent être distraites du groupe des névroses et qu'elles seraient la traduction d'une méningo-encéphalite légère, donc en l'absence d'une étiologie nette le diagnostic sera délicat.

Et il le sera encore plus dans les chorées partielles, monoplégiques ou croisées.

Les mouvements myocloniques de l'encéphalite léthargique rappellent bien ceux de la chorée de Bergeron,, mais souvent dans cette dernière ils sont localisés à la tête, aux membres supérieurs. L'état général reste bon et la maladie peut durer des années.

La maladie des tics est caractérisée par la répétition constante d'un geste qui n'a rien d'anormal en lui-même; l'enfant se sentant observé arrive à maîtriser ces mouvements qui recommencent dès qu'il ne se croit plus observé ; enfin souvent ces tics s'accompagnent d'exclamations particulières.

La tétanie chez le nourrisson se différenciera par le fait que ses contractures sont transitoires et paroxystiques.

Enfin, en dernier lieu, on peut noter que l'hémoculturé, la séro-réaction de la dothiénenterie, les inoculations, le dosage de l'urée, l'examen du fond d'œil ont toujours donné des résultats négatifs.

Diagnostic Rétrospectif

Le plus souvent le problème sera particulièrement ardu et il sera nécessaire d'avoir des renseignements très précis pour rapporter à une encéphalite des crises d'épilepsie jacksonienne, des paralysies, des mouvements choréiques ou un certain déficit intellectuel.

Ce sera par une étude minutieuse des circonstances étiologiques de l'affection, de son évolution et surtout par la recherche des antécédents que l'on pourra éliminer les grandes causes des encéphalopathies de l'enfance, la syphilis, les méningites infectieuses et que l'on pourra penser à une encéphalite primitive.

Pourtant il semble que l'encéphalite léthargique ne laisse guère de traces tout au moins dans un temps assez éloigné.

L'enfant de l'observation II présente un certain déficit intellectuel mais léger et cette enfant était signalée par son entourage comme en retard pour son âge avant sa maladie. L'enfant de l'observation III est actuellement encore moins vive qu'autrefois.

Les malades du docteur Pehu ont eu des troubles cérébraux plus graves, un a eu de la confusion mentale, l'autre un déficit intellectuel assez considérable, mais ces observations sont encore trop récentes pour qu'on puisse parler de troubles définitifs.

Pronostic

La terminaison de la maladie chez les enfants qui font le sujet des observations précédentes a été la suivante :

Deux morts,

Un enfant en cours de traitement,

Deux malades conservant des troubles cérébraux,

Trois guérisons.

Il semble donc que le pronostic soit le même chez

l'enfant que chez l'adulte et nous remarquons que chez
lui les formes myocloniques ont été les plus graves.

Nous devons néanmoins faire remarquer que les troubles psychiques qui ont motivé l'internement d'un
malade sont en voie d'amélioration.

Épidémicité

Les recherches que nous avons faites à propos de
deux malades précédentes (obs. II et obs. III) ne nous
ont pas permis d'établir une notion de contagion.

Nous avons interrogé la directrice de la pension de la
jeune Adèle J..., elle ne nous a signalé, parmi ses élèves,
qu'une épidémie très bénigne de grippe en décembre
1919, mais ni avant, ni après, aucune de ses élèves n'a
présenté de phénomènes comparables à ceux observés
chez notre malade.

La petite fille de l'observation III habitait dans sa
famille, au milieu de ses frères et sœurs, dans leur mai-
son et dans leur voisinage habitaient d'autres familles,
l'enfant fréquentait l'école, et là encore il nous a été
impossible d'établir le contage. On ne saurait incrimi-
ner le voisinage d'un hôpital situé à 300 mètres environ,
dans un des services duquel était soigné un jeune
homme de 19 ans atteint d'encéphalite léthargique
typique.

Nous avons été frappés par le fait suivant : les enfants
des observations II et III étaient des enfants turbulentes
et surtout nerveuses ; les parents de la petite Simone

avaient déjà observé antérieurement à la maladie des petites secousses musculaires des avant-bras et des mains pendant qu'elle jouait. Il semble donc que le terrain ait peut-être une influence sur la réceptivité de l'affection. Déjà Lépine avait noté cette fréquence d'antécédents nerveux, de surmenage chez des individus atteints d'encéphalite léthargique.

Il nous paraît possible par analogie avec ce qu'on observe dans d'autres maladies, dont le caractère d'épidémicité a pu être strictement contrôlé, et qui de temps à autre donnent naissance à des foyers disséminés sans qu'on puisse retrouver une notion de contagion par un individu malade, de faire jouer un rôle aux porteurs de germe.

Un argument d'une nature un peu différente en faveur de cette notion de contagion possible nous est fourni par la forme ambulatoire de l'encéphalite léthargique. C'est fait bien connu que des malades atteints de cette affection n'ont présenté que de légers troubles de la vision et que le diagnostic a été fait dans le cabinet de l'ophtalmologiste et le plus souvent il s'est agi alors d'un diagnostic rétrospectif.

On avait affaire à des gens qui avaient de la diplopie, de la paralysie de l'accommodation et en les interrogeant on découvrait qu'ils avaient eu un peu de fièvre, quelques malaises généraux, un peu de torpeur quelques jours auparavant ; mais ils n'avaient vu aucun médecin et ils n'établissaient pas de relation de cause à effet entre leur indisposition et les troubles qui les amenaient à faire examiner leurs yeux. Chez l'adulte ces observations sont nombreuses ; chez l'enfant, Janet en a publié une, il s'agissait d'un enfant apparemment en bonne santé qui avait de la presbytie, de l'inégalité pupillaire et en l'interrogeant on apprend que ces signes oculaires ont été précédés par un état fébrile. Il est probable que chez l'enfant ces formes ambulatoires sont assez fréquentes mais dans la grande majorité des cas, des signes oculaires de cette nature passent inaperçus de l'entourage.

Par ces cas on aurait l'explication des foyers qui éclatent presque simultanément dans tous les pays à la même époque.

En nous reportant encore à Lépine et à Bériel, nous remarquons que chez l'adulte on a admis une influence sensibilisatrice des maladies infectieuses, de la grippe en particulier lorsqu'elle avait revêtue une allure clinique assez bénigne. D'ailleurs la poliomyélite antérieure aiguë de l'enfant, qui n'est pas sans présenter quelques traits communs avec l'encéphalite léthargique, subit nettement le rôle provocateur des maladies infectieuses ou même d'une infection banale.

Traitement

Le traitement chez presque tous les petits malades a consisté en ingestion ou en injections intra-veineuses d'urotropine. Les injections intra-veineuses ont été réservées à l'enfant de l'obs. II, qui a eu une forme grave, elle en a eu de 0 gr. 50, puis de 1 gr. Le traitement par ingestion s'est montré suffisant dans l'obs. III, dans une

observation de Comby et dans celle de Armand. L'urotropine a été donnée à la dose de 1 gr. environ par jour
par doses fractionnées à cause de son élimination rapide.

Au moment où la malade de l'obs. II avait les symptômes les plus inquiétants, on lui a fait un abcès de fixation, une amélioration est survenue. Netter a signalé
l'efficacité de ce traitement et il lui attribue plusieurs
guérisons. La troisième enfant a eu de la révulsion sur la
nuque par des vésicatoires.

Parfois on a dû avoir recours à une médication symptomatique : bains, drap mouillé, pilules d'opium et belladonne pour calmer l'excitation.

On a proposé chez l'adulte une médication spécifique.
L'encéphalite léthargique ayant des analogies avec la
poliomyélite aiguë, on a naturellement pensé à employer
le traitement qui dans cette dernière a donné de beaux
résultats. On a donc fait des injections intrarachidiennes
de sérum de convalescents d'encéphalite. Cette méthode
n'a pas semblé avoir donné des résultats bien probants ;
des auteurs, comme Sicard, ont obtenu des guérisons
manifestes, d'autres, comme Netter, nient l'efficacité de
la méthode. Ce dernier auteur a signalé le danger de
cette thérapeutique, à cause des rechutes à longue
échéance signalées dans l'encéphalite léthargique.

La convalescence chez une enfant ayant été particulièrement longue, on lui a fait des injections de sang citraté.
Par deux fois on lui a injecté dans le tissu musculaire
5 cc. environ de son sang recueilli par ponction veineuse
dans une seringue contenant à peu près 1 cc. de solution
citratée. Il en est résulté une amélioration incontestable.

CONCLUSIONS

1° L'encéphalite léthargique est une maladie infectieuse.

2° Cette affection peut se rencontrer chez l'enfant et même chez le nourrisson.

3° Elle peut présenter chez l'enfant et chez le nourrisson les mêmes formes cliniques que chez l'adulte, avec la même évolution et le même caractère de gravité.

4° On trouve souvent, surajoutées aux lésions encéphaliques des lésions méningées traduites par l'analyse du liquide céphalo-rachidien.

LE PRÉSIDENT DE LA THÈSE,
MOURIQUAND.

Vu :
LE DOYEN,
HUGOUNENQ.

Vu et permis d'imprimer :

LYON, *le 10 Juin 1920.*

LE RECTEUR, PRÉSIDENT DE L'UNIVERSITÉ,
JOUBIN.

BIBLIOGRAPHIE

ACHARD. — Réaction méningée dans l'encéphalite léthargique. — Académie de Médecine. (20 janvier 1920).

APERT. — Maladies des enfants.

BATTEN et STILL. — Epidemie stupor in children. — The Lancet. (4 mai 1918).

BENARD. — Les formes légères et les formes frustes de l'encéphalite léthargique. — Dissociation cyto-albuminurique. — Société médicale des Hôpitaux de Paris (27 février 1920).

BERIEL. — La meningo-encéphalite épidémique et l'encéphalite léthargique. — Ier et IIe Mémoire. — Journal de Médecine de Lyon (5 mars 1920 — 5 avril 1920).
— Sur l'encéphalite léthargique. — Société Médicale des Hôpitaux de Lyon. (10 février 1920).

BONNAMOUR. — L'encéphalite léthargique. — Société Médicale des Hôpitaux de Lyon. (10 février 1920).

CHARTIER. — L'encéphalite aiguë non suppurée. — Thèse de Paris, 1907.

CHALIER. — Note sur le pronostic et le traitement de l'encéphalite léthargique. — Société Médicale des Hôpitaux de Lyon (10 mars 1920).

Collette. — Contribution à l'étude de la Méningite cérébro-spinale à méningocoques chez l'enfant et chez le nourrisson. — Thèse de Paris, 1017.

Comby. — Traité des maladies de l'enfance. — Deux cas d'encéphalite léthargique chez l'enfant. — Société Médicale des Hôpitaux de Paris. (20 mars 1920).

D'Espine. — Complications nerveuses de la grippe chez l'enfant. — Archives de Médecine des enfants. (Janvier 1919).

De Lapersonne. — De l'encéphalite léthargique. — Académie de Médecine. (27 avril 1920).

Dopter. — L'hyperglycorachie dans l'encéphalite léthargique. — Académie de Médecine. (2 mars 1920).

Deléarde et Valette. — Théorie organique de la chorée de Sydenham. — Archives de Médecine des enfants. (Juillet 1913).

Froment. — L'encéphalite léthargique — Société Médicale des Hôpitaux de Lyon. (10 février 1920).

Mlle Gatow-Gatovski. — Les signes des lésions organiques du système nerveux dans la chorée de Sydenham et leur signification. — Thèse de Paris, 1910.

Guinon. — Encéphalite et ataxie aiguë. — Archives de Médecine des enfants. (Août 1914).

Granchier et Comby. — Traité des maladies des enfants.

Habert. — Des convulsions dans la grippe chez l'enfant. Thèse de Paris, 1905.

Harvier et Levaditi. — Encéphalite léthargique. — Société médicale des Hôpitaux de Paris. (6 février 1920).

Janet. — Forme ambulatoire de l'encéphalite léthargique chez un enfant. — Société de Pédiatrie. (20 janvier 1920).

Jeanselme. — Sur un cas d'encéphalite léthargique chez un syphilitique. — Académie de Médecine. (2 mars 1920).

Lesage. — La méningite tuberculeuse chez l'enfant.

Lochelongue. — Le liquide céphalo-rachidien.

Lépine. — Encéphalite léthargique. — Société Médicale des Hôpitaux de Lyon. (10 février 1920).

P. Marie. — Encéphalite léthargique. — Société Médicale des Hôpitaux de Paris. (23 janvier 1920). — Académie de Médecine. (20 janvier 1920. — 3 février 1920).

Mestrezat. — Le liquide céphalo-rachidien normal et pathologique.

Moumquand. — L'encéphalite léthargique chez l'enfant. Société Médicale des Hôpitaux de Lyon. (10 février 1920).

Netter. — Communication à l'Académie de Médecine au sujet de l'encéphalite léthargique. (20 janvier 1920. — 3 février 1920. — 23 mars 1920. — 30 mars 1920).
    — De l'encéphalite léthargique. — Société Médicale des Hôpitaux de Paris. (20 mars 1920).
    — L'encéphalite léthargique. — Presse Médicale. (7 avril 1920).

Roger. — La forme myoclonique de l'encéphalite épidé-
        mique. — Journal des Praticiens. (8 mai 1920).

Sicard. — Communications à la Société Médicale des
        Hôpitaux de Paris. (23 janvier 1920. — 6 février
        1920).
        — Encéphalite myoclonique. — Presse Médicale.
        (14 avril 1920).

Weill. — Maladies des enfants.

Widal. — Communication à l'Académie de Médecine (27
        janvier 1920).

Woods. — Quelques cas d'encéphalite léthargique. — La
        Clinique ophtalmologique. (Janvier 1920).

www.ingramcontent.com/pod-product-compliance
Ingram Content Group UK Ltd.
Pitfield, Milton Keynes, MK11 3LW, UK
UKHW020031100726
13658UKWH00003B/1244